AF299516

I

DE L'ALDÉHYDE FORMIQUE

ET

DES SOLUTIONS DE FORMALDÉHYDE DU COMMERCE

OU FORMOL

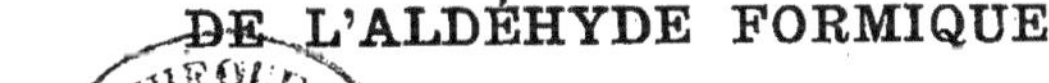

Au moment même où la théorie microbienne provoque une véritable révolution scientifique dans l'art de guérir et que par suite un intérêt nouveau et sans cesse grandissant s'attache à la partie de la Chimie qui traite des produits destructeurs des germes morbifiques, une confusion qui chaque jour gagne du terrain s'est établie depuis quelques années sur deux produits :

1° L'Aldéhyde formique, gaz défini ;

2° Le Formol, produit composé, de nature chimique indéterminée.

Nous allons essayer, dans cette courte notice, d'établir les propriétés respectives de chacun d'eux pour éviter cette confusion qui peut entraîner les médecins, les hygiénistes et les bactériologiques dans une voie des plus dangereuse.

1° Aldéhyde formique

C'est un gaz de formule chimique déterminée CH^2O.

Il s'en produit dans différentes combinaisons. Elle existe pure, et condensée à l'état solide sous la forme d'un corps blanc pulvérulent désigné sous le nom de trioxyméthylène, de formule $(CH^2O)^3$; sous forme de polymères $(CH^2O)^2$ désignés sous le nom de paraformaldéhyde et enfin à l'état liquide à 21 degrés sous zéro. (Kékulé.)

A l'état gazeux, on ne peut l'obtenir que par décomposition chimique. A l'état solide elle existe, comme nous l'avons déjà dit, sous la forme de trioxyméthylène, produit commercial, qui se transforme en totalité en gaz aldéhyde formique sous l'action de la chaleur, passant sans transition de l'état solide à l'état gazeux.

On l'obtient encore en dissociant ses polymères.

Nous ne parlerons que pour mémoire de son état liquide de 21° sous zéro qui ne peut constituer sous cette forme qu'un élément d'étude ou de laboratoire.

En dehors de ces produits qui seuls actuellement permettent de régénérer le gaz pur d'aldéhyde formique, celle-ci peut encore être obtenue, mais dans des proportions extrêmement variables, dans nombre de réactions chimiques dont nous n'indiquerons que les principales.

M. BRODIE a préparé l'aldéhyde formique en soumettant un mélange d'acide carbonique et d'hydrogène à l'action des décharges obscures.

M. BACH, transforme l'acide carbonique en aldéhyde formique en présence des sels d'uranium sous l'influence de la lumière solaire.

M. MAQUENNE, obtient de l'aldéhyde formique en faisant agir l'ozone sur le gaz d'éclairage ou en soumettant à l'action de l'étincelle électrique un mélange de méthane et d'oxygène, etc...

L'aldéhyde formique prend encore naissance dans la distillation de l'acide ethylglycolique (HEINTZ).

Dans la décomposition du formiate de méthyle (VOLHAND).

Dans la décomposition de l'azotate d'éthyle (PRATESI).

Dans la calcination du formiate de calcium (MULDER).

Dans l'oxydation du méthyle monochloré (FRIEDEL).

En faisant agir l'oxyde ou l'oxalate d'argent sur l'iodure de méthylène, ou l'oxyde de plomb sur l'acétate d'éthyle (BOUTLEROFF).

En oxydant la méthylamine par le permanganate de potasse (CARS-TANJEFF), etc...

Enfin on peut encore obtenir de l'aldéhyde formique en oxydant l'alcool méthylique en présence du platine rougi (HOFFMANN).

Actuellement, c'est en oxydant l'alcool méthylique par divers procédés qui ne sont autres que des perfectionnements de l'ancienne méthode d'Hoffmann, que l'on obtient des solutions contenant, avec des doses extrêmement variables d'aldéhyde formique, divers corps dont la nature de quelques-uns est encore inconnue.

La méthode d'HOFFMANN consistait à faire passer un courant d'air chargé de vapeurs d'alcool méthylique dans un tube de platine chauffé au rouge sombre.

Ce sont ces solutions obtenues en deshydrogénant l'alcool méthylique ou méthanol qui ont été désignées dans différents pays, par les noms suivants :

Formol, formaline, méthanal, tanaline, oxyméthylène, formaldéhyde, etc... à cause même de leur nature chimique non définie.

Ces deux corps (dont l'un l'aldéhyde formique avons-nous dit est gazeux et de formule connue et l'autre, le formol, composé complexe et de nature variable) prennent à l'heure actuelle une importance d'autant plus considérable que la lutte contre les germes infectieux devient chaque jour plus impérieuse. Par suite, les microbicides, bactéricides et les antiseptiques en général tendent à occuper une place marquée, sinon prépondérante dans les applications pharmaceutiques et hygiéniques.

Avant d'analyser les différents travaux qui ont été publiés depuis déjà quelques années, travaux ayant trait aux applications de ces corps, il est utile, pour pouvoir en discuter les résultats si souvent contradictoires, de définir la composition, les principales propriétés et les diverses actions chimiques des produits qui ont servi aux expérimentations.

2° Formol

Nom donné par TRILLAT à **l'ensemble des produits obtenus par l'oxydation de l'alcool méthylique.** (Voir Trillat, de l'oxydation des alcools par l'action de contact. Carré, éditeur, 1902, page 48.) Le dépôt commercial de ce nom a été fait sous le n° 38,070, le 29 janvier 1892 au tribunal de Commerce de Paris.

Nous allons rechercher en quoi consiste cet ensemble de produits et particulièrement leur valeur au point de vue producteur d'aldéhyde formique.

En faisant passer des vapeurs d'alcool méthylique dans un tube de platine rougi, M. TOLLENS obtient des solutions contenant de 2 à 3 % d'aldéhyde formique et constate :

1° **Les difficultés d'une oxydation régulière, qui peut être ou trop complète ou insuffisante ;**

2° **Que dans les 2 cas les rendements en aldéhyde formique peuvent s'abaisser jusqu'à devenir nuls (1).**

Ces constatations importantes ont toujours été confirmées par la suite.

M. O. LOW, perfectionnant les appareils primitifs, obtient des solutions pouvant contenir de 15 à 20 % d'aldéhyde formique. (Wurtz, 2e supp. 34e fasc.).

Enfin, M. TRILLAT obtient par des dispositifs spéciaux un mélange d'eau, d'alcool méthylique, d'aldéhyde formique, des traces d'acide acétique et formique, corps, formant en outre par leur combinaison réciproque des produits dits polymères dont nous parlerons plus loin.

Nous devons déjà faire remarquer combien est grande la différence existant entre l'aldéhyde formique $C H^2 O$, qu'elle soit à l'état gazeux, en solution ou sous la forme condensée avec le composé si complexe dit formol, formaline, etc..., qui contient 7 à 8 corps, dans des proportions sans cesse variables ; parmi lesquels l'aldéhyde formique peut même ne pas exister.

Au surplus, nous allons citer textuellement l'opinion de M. TRILLAT, formulée dans son ouvrage, *La Formaldéhyde* (1896) page 7.

Composition de la Formaldéhyde commerciale

« Quelle est maintenant la composition de la solution aqueuse de la « formaldéhyde, telle qu'elle est livrée par le commerce, c'est-à-dire en solu-« tion plus ou moins concentrée?

« Doit-on l'envisager comme la dissolution du corps $C H^2 O$ ou comme « la dissolution d'un produit plus ou moins polymérisé? Doit-on la consi-« dérer comme la dissolution d'un hydrate d'un de ces produits?

« D'après mon opinion il n'est pas admissible que le formol du com-« merce soit une simple dissolution de la formaldéhyde répondant à la « formule $C H^2 O$. Kékulé a démontré que la formaldéhyde était un corps « bouillant à — 21° et se polymérisait déjà à — 20°. La solution aqueuse « de formol est donc formée plutôt par un dérivé polymérisé. Mais en « admettant cette hypothèse, elle ne nous renseigne pas sur la nature et « la composition du corps polymérisé. La formaldéhyde ($C H^2 O$) est un « corps extrêmement polymérisable ; nous connaissons plusieurs de ses « produits à polymérisation : un composé soluble dans l'eau ; un autre com-« posé insoluble, etc...

« Une polymérisation plus avancée produit le méthylénithane.

---

(1) Berichte der Deut, chem. Gesellschaft, t. 14, 2134.

« Dans les conditions actuelles de la science, il est donc difficile de pré-
« tendre que la solution du commerce soit uniquement formée de l'un de
« ces produits.

« Elle serait plutôt formée d'une réunion de plusieurs polymères solu-
« bles dans l'eau.

« Il n'est pas non plus prouvé que l'on se trouve en présence d'un
« hydrate et que la formaldéhyde provienne de la décomposition du glycol
« méthylénique, comme certains auteurs l'ont avancé. »

A.-J. TRILLAT

Chef du Service d'Analyse à l'Institut Pasteur

Ces importantes déclarations seraient incomplètes si nous n'établissions
pas que, en outre de la multiplicité des différents corps qui constituent le
formol du commerce, la proportion de ces différents corps est sans cesse
variable et indépendante des moyens actuellement employés pour oxyder
l'alcool méthylique.

Ces proportions sont variables pendant tous le cours d'une même opération, de sorte que, dans diverses analyses des produits sortant de la
même usine, on constate des différences de constitution chimique sur
chaque échantillon prélevé même à des intervalles les plus rapprochés.

La confirmation de ces faits a une importance capitale puisqu'elle nous
indique que ce composé, de nature inconnue, chimiquement parlant, ne peut
jamais être employé **avec la certitude d'obtenir toujours une action com-
parative et semblable** — et par suite que son usage doit être rejeté de toute
application raisonnée.

Si nous nous reportons aux derniers et récents travaux de J. A. TRIL-
LAT, nous relevons dans son ouvrage déjà cité sur l'oxydation des alcools
(p. 46) (1902).

« La fabrication de l'aldéhyde formique » (lire formol), « par l'action
« de contact est rentrée aujourd'hui dans l'industrie chimique et il serait
« inutile de démontrer par de nouveaux essais effectués en petit, le phé-
« nomène d'oxydation.

« Mais dans cette réaction il y avait plusieurs points obscurs à élu-
« cider et il était utile d'en faire une étude.

« L'expérience nous apprend que si l'on fait passer des vapeurs d'alcool
« méthylique mélangées d'air sur une spirale de platine ou un cylindre de
« toile de cuivre chauffée et si l'on recueille les liquides condensés, **la com-
« position chimique de ceux-ci est extrêmement variable.**

« L'analyse qualificative du liquide indique qu'il est constitué par un
« mélange **d'eau, d'alcool méthylique, de méthylal, d'aldéhyde formique**
« et d'une petite quantité **de produits acides.**

« L'analyse quantitative démontre que la proportion de méthylal peut
« varier de zéro à cinquante pour cent du poids de formaldéhyde, **la propor-
« tion de celle-ci peut même être réduite à zéro.** »

Ces conclusions actuelles sont absolument conformes à celles de
TOLLENS, citées précédemment.

De ces mêmes conclusions faites par les auteurs des procédés indus-
triels actuellement en usage pour la fabrication du formol, il faut donc
essentiellement retenir que ces solutions sont toujours constituées par une

série de corps indéterminée et en proportion toujours irrégulières et variables dans chaque échantillon analysé. Elles peuvent aussi donner naissance à une série de combinaisons non définies du fait même de leur variation qualitative et quantitative.

Devant ces constatations scientifiques, il est évident qu'il y a lieu de fixer l'attention des médecins, hygiénistes et spécialistes sur les dangers de l'application du formol en thérapeutique et en hygiène étant donnée la hardiesse, on pourrait dire la témérité de certains auteurs qui, sans connaître la composition des produits employés, ont effectué les différents essais que nous allons indiquer sommairement.

Ces essais, il faut bien le reconnaître, ne peuvent avoir de valeur scientifique puisque les résultats n'ont point de termes de comparaison, et qu'ils peuvent être aussi variables que la composition des produits employés.

Ces essais sont de plus, dangereux puisqu'il est impossible d'attribuer les observations relevées à tel ou tel produit, à telle ou telle combinaison, dans telle ou telle proportion, produits ou combinaisons de produits dont plusieurs sont toxiques.

Cette remarque générale s'applique à tous les usages du formol, que ce soit au point de vue thérapeutique ou en ce qui concerne la pratique de la désinfection, pratique dont nous dirons quelques mots plus loin.

Note sur les principales réactions qui se produisent dans l'oxydation de l'alcool méthylique.

Théoriquement, l'alcool méthylique CH^4O oxydé donne CH^2O+H^2O ; aldéhyde et eau - 32 grammes d'alcool oxydé devraient donner 30 grammes d'aldéhyde formique et 18 grammes d'eau, alors que dans la pratique on n'obtient que 3 à 4 grammes d'aldéhyde formique. — Une analyse des produits indique qu'il se forme une petite quantité d'ozone dont le pouvoir oxydant très énergique transforme une partie de l'aldéhyde formique en acide formique, oxyde de carbone, acide carbonique et eau.

[M. Brochet indique que la production d'aldéhyde formique et celle de l'oxyde de carbone paraissent inhérentes l'une à l'autre.]

En résumé, l'ensemble des différentes oxydations des deux corps produit les principales combinaisons suivantes :

L'aldéhyde formique oxydée se transforme de CH^2O en CH^2O^2, acide formique.

L'acide formique oxydée se transforme de CH^2O^2 en CH^2O^3, anhydride carbonique,

L'anhydride carbonique oxydée se transforme de CH^2O^3 en $CO+H^2O^2$, oxyde de carbone et eau oxygénée. Cette eau oxygénée qui produit de l'ozone dont 2 volumes sont donnés par 3 volumes d'oxygène, se décompose elle-même à une faible température sous l'influence des corps poreux et du platine rougi sans absorption de son oxygène pour donner enfin $CO+H^2O^2=CO^2+H^2O$. acide carbonique et vapeur d'eau.

II

PRINCIPAUX ESSAIS du FORMOL en THÉRAPEUTIQUE

D'après EGNIER, cette solution fait très rapidement disparaître les sécrétions purulentes des inflammations blennorrhagiques et catarrhales des yeux, et il aurait réussi à guérir complètement en 4 jours un cas d'ophthalmie purulente avec abcès de la cornée, par des lavages avec des solutions de 1 à 2 pour mille répétés toutes les deux heures.

V. WINKEL. — A obtenu de bons effets dans de simples catarrhes vaginaux en injections de 15 gr. par litre d'eau d'une solution de formol à 10 pour cent.

NIEMANN. — Le recommande aussi en inhalations à 1 pour cent pour combattre le croup.

GAYLORD. — Recommande les fortes solutions pour la rapide guérison des chancres, cancers et bubons purulents et indique les solutions à 1/2 pour cent pour le traitement des lésions traumatiques.

LAVAGNE. — La conseille pour stériliser le champ opératoire, pour tenir aseptique les lotions pour le traitement des inflammations purulentes, pour les cas de catarrhes ou de dacryocistite purulentes.

Recommandé aussi pour le lavage de la muqueuse nasale (*Bulletin médical* n° 48 — 1895).

D'après un article paru dans les annales oculistiques de février 1895, ce traitement serait indiqué contre la blennorrhée des yeux, il aurait l'avantage de ne pas affecter l'épithème de la cornée, ce qui arrive facilement avec le nitrate d'argent.

VALUDE et DUBIEF. — L'indiquent pour stériliser le sol nourrissant des bacilles. *Anis Oculis* 1893.

FRANK. — L'indique aussi pour détruire en peu de temp le virus de l'ulcère mou sans induration. (*Press. Médic. de Vienne* 1895), etc...

Tous ces auteurs pour la plupart étrangers, ont peu été suivis en France dans leurs tentatives d'essai d'un produit mal défini. Toutefois il est à remarquer que tout récemment un certain nombre d'expérimentateurs ont repris ces essais et ont fait diverses applications du formol dans le traitement des maladies des organes respiratoires et en particulier dans le traitement de la tuberculose pulmonaire.

Dans la séance de l'Académie de médecine du 26 juin 1900, le Dr LABORDE, professeur de physiologie à la Faculté de Médecine de Paris, a présenté un mémoire du Dr LACROIX relatif à l'antisepsie des voies respiratoires par des inhalations de vapeurs chargées de menthol, de·bromoforme et de **formol**.

Le Dr CONIL (compte rendu du 4e congrès de la tuberculose tenu à Paris le 4 mai 1898, p. 916), préconise l'emploi du **formol** mélangé à l'acide carbonique, et indique que ces applications sont faites à l'Hôpital de Villepinte, par les Drs GHIRELLI et LEFEVRE.

Le Commandeur CERVELHO, professeur à l'Université de Palerme présente un rapport à l'Académie royale de Palerme le 29 avril 1899, au 5e congrès de la tuberculose à Berlin le 24 mai 1899 et au 12e congrès de médecine de 1900 à Paris, rapport dans lequel il préconise des inhalations d'air chargé d'hydrate de chloral de terpine et iodoforme, produits chauffés au-dessus de 100° avec du trioxyméthylène, dont la décomposition à cette température inférieure à celle de dissociation de ce dernier donne de l'aldéhyde formique en diverses combinaisons. (**Le trioxyméthylène s'oxyde à l'air en se transformant en un mélange d'acide formique, d'acide oxalique, d'acide carbonique et d'eau, Wurtz, (2e suppl. 34e fasc.).**

Nous ne citerons pas les nombreux établissements où le formol est utilisé dans le traitement de la tuberculose pulmonaire, mais pour terminer ce rapide exposé nous relaterons sans aucun commentaire l'application faite par le Dr MAGUIRE, médecin du « Bromston Hopital » de Londres, dans le traitement de la phtisie pulmonaire, des injections intra-veineuses de solutions diluées de formol de commerce. — (*Semaine Médicale*, 12 décembre 1900) — ainsi que les essais du Dr JORDAN, qui utilise pour les badigeonnages de la gorge dans les cas d'amygdalite folliculaire et de diphtérie un mélange de formol et de glycérine, appliqué aussi au traitement de la teigne tondante — (*Répertoire de thérapeutique*, n° 12, 1901).

Il n'est donc pas douteux, d'après cet exposé très succinct que bénéficiant des propriétés réelles de l'aldéhyde formique pure, l'application du formol augmente sans cesse, ce produit étant faussement désigné dans le commerce sous le nom de solution à 40 % d'aldéhyde formique — alors que ces solutions, ainsi que nous l'avons précédemment indiqué sont constituées par un mélange de produits pour la plupart inconnus et en proportion indéterminée.

Nous allons dire un mot sur la toxicité de ce produit que l'on préconise en général comme inoffensif, ce qui est fort loin d'être l'exactitude même.

En injection intra-veineuse, la dose mortelle est de 0 gr. 07 par kilo pour le chien et de 0 gr. 09 pour le lapin (BERLIOZ).

Ces chiffres sont peu concordants avec ceux qui indiquent qu'une dose de 0 gr. 30 par kilo est inoffensive chez un lapin et 0 gr. 66 chez le cobaye. (*Chimie de Wurtz*, 2e supp., 34 fasc.).

Le DENTU. — Conseille de se méfier chez l'homme de l'absorption en un coup de 5 à 6 grammes de la solution de formol.

Sous la forme de vapeur le danger est moindre, l'homme ne pouvant séjourner un temps suffisant dans une atmosphère qui en serait chargée à cause de l'action irritante sur les muqueuses mais cette absorption répétée ne peut pas être considérée comme négligeable eu égard à l'action retardante que le formol exerce sur les fermentations digestives, action réellement marquée sur la digestion pancréatique des matières albuminoïdes.

Au surplus, le Dr MIQUEL, le distingué directeur du laboratoire de bactériologie de l'Observatoire de Montsouris, dans son ouvrage sur la désinfection des poussières sèches expose ainsi la question du formol et la résume complètement dans les observations suivantes :

Page 178. — « Les solutions **dites d'aldéhyde formique** brevetées trop
« prématurément comme contenant ce corps à l'état de gaz dissous, n'en
« contiennent pas du tout, ou seulement de simples traces.

« Effectivement, quand on fait évaporer ces solutions à l'air libre on
« voit, **contrairement** à ce qui s'observe dans toutes les solutions aqueuses
« des gaz, leur densité voisine de 1,08 augmenter rapidement, atteindre 1,10,
« puis donner un dépôt abondant, formé par une substance blanche semi-
« cristalline, que plusieurs auteurs considèrent, encore à tort, comme du
« trioxyméthylène. Ce corps n'en renferme pas de traces sensibles, car il
« est totalement soluble dans l'eau, dans l'alcool ; il fond en se volatilisant
« entre 80 et 90°, tandis que le trioxyméthylène **pur** est complètement inso-
« luble dans les deux véhicules qui viennent d'être désignés et ne fond que
« vers 160° en se dissociant en trois molécules d'aldéhyde formique
« gazeuse.

« La nature du produit, que contiennent les solutions aqueuses indus-
« trielles **dites d'aldéhyde formique,** reste à étudier ; il est regrettable que
« les indications fournies par les chimistes intéressés à la vente de ce pro-
« duit soient tout à fait **inexactes pour ne pas dire fausses.**

« Dans l'ignorance, dis-je, où nous ont laissé les chimistes des usines
« à fabrication de **formol,** de formaline, etc., j'ai pris le parti d'étudier la
« substance **différant si étrangement du trioxyméthylène pur et de l'al-
« déhyde formique gazeuse** qu'on trouve dans les solutions commerciales
« **dites** de formaldéhyde. »

Nous allons voir que cette étude du Dr MIQUEL qui date de 1895 a des conclusions absolument semblables à celle que J. TRILLAT a publié en 1902.

« Cette étude n'est pas terminée, mais d'ores et déjà il paraît certain
« que le produit dissous dans les solutions commerciales est une paral-
« déhyde ou une combinaison mixte d'aldéhyde formique dans divers états
« de polymérisation. Quoi qu'il en soit, en dissolvant les produits isolés par
« sublimation des solutions commerciales, et en les redissolvant ensuite
« dans l'eau, on obtient des liqueurs qui ne diffèrent en rien des solutions
« commerciales contenant, **affirme-t-on à tort de l'aldéhyde formique
« gazeuse.**

« Cette question de chimie pure n'est pas pour passionner les hygié-
« nistes, mais enfin elle nous prouve avec quelle légèreté ceux qui se qua-
« lifient compétents en matière d'aldéhyde formique, ont abordé l'étude
« élémentaire des solutions de ce corps, préparé tant dans les laboratoires
« que dans l'industrie.

« Plusieurs de ces auteurs, même sans se donner la peine d'étudier le
« degré de toxicité des polymères de l'aldéhyde formique, n'ont-ils pas été
« jusqu'à nous proposer de faire ingérer à tous ceux qui usent des conser-
« ves alimentaires des aliments conservés à l'aide de ces produits. N'ont
« ils pas poussé l'inconscience jusqu'à proposer la stérilisation du lait des-
« tiné à l'alimentation des jeunes enfants par le formol et de prendre des
« brevets pour avoir le droit d'intoxiquer la population à tous les âges.

« Heureusement que plusieurs Etats ont réagi contre ces vues philan-
« thropiques et que la vente des aliments conservés par ce moyen, a été,
« avec juste raison sévèrement interdite. »

(Miquel. *Annales de micrographie et désinfection des poussières sèches
dans les appartements*, Carré, éditeur, 1895).

Devant ces conclusions aussi autorisées et aussi précises, conclusions
qui loin d'être atténuées, depuis leur publication en ce qui concerne la
valeur chimique du formol, ont été au contraire pleinement confirmées
(Trillat 1902) il devient inutile de pousser plus loin cette étude sur les solutions dites d'aldéhyde formique à 40 %, du commerce. Les inconvénients
de son emploi médico-pharmaceutique peuvent donc se résumer ainsi :

1º **POSSIBILITE D'INTOXICATION.**

2º **IMPOSSIBILITE DE CONNAITRE LA NATURE DES CORPS
EMPLOYES ET LA QUANTITE RESPECTIVE DE CHACUN D'EUX
NECESSAIRE POUR OBTENIR DES RESULTATS COMPARABLES
AYANT UN CARACTERE DEFINI.**

Nous croyons utile de terminer cet exposé par une courte note sur les
inconvénients d'un autre ordre qui peuvent résulter de l'emploi de ce
mélange indéterminé de corps chimiques dans la pratique de la désinfection, bien que notre but ne vise que l'application générale du formol en
thérapeutique. La pratique de la désinfection prend à l'heure actuelle une
telle importance (puisque la loi du 16 février 1902 a rendu cette opération
obligatoire dans tous les cas de maladies contagieuses), que la nature des
résultats à obtenir est du plus haut intérêt pour les médecins et les hygiénistes.

Nous devons donc retenir que, quoique la valeur bactéricide de l'aldéhyde formique pure soit définie (MIQUEL), celle des solutions commerciales est toujours variable. Ainsi, NOWACK, après étude de l'ensemble
des travaux de FLUGGE, de SCHERING, etc... conclut :

« D'une manière générale les résultats de la méthode Flügge furent très
« médiocres ; les résultats de la méthode de Schering sont moins mauvais.

(Nowack — *Hyg. Rundschau*, IX, 1899, page 913) et le Professeur BUR-
NOFF.

« Les expériences ont démontré qu'à la température de 37 % la forma-
« line est en réalité trois fois moins énergique qu'on ne l'admet d'après
« les travaux de TRILLAT, d'ARONSON, de POTTEVIN, de WALTER, etc.

(BURNOFF, *Comptes rendus du laboratoire municipal de Moscou*, 1900,
page 200).

Nous pouvons donc terminer, sans entrer dans les longs développe-
ments que comporterait une étude plus complète de cette question par les
deux affirmations suivantes qui en sont les conclusions en l'état actuel de
la science:

Le Dr BROUARDEL, commissaire du Gouvernement dans la discussion
au Sénat de la loi actuellement votée par le Parlement ayant pour objet
la protection de la santé publique, **déclarait à la tribune que, en ce qui
concerne la pratique de la désinfection, le FORMOL N'AVAIT PAS FAIT**

SES PREUVES. (Séance du Sénat du 4 février 1902, *Journal officiel*, page 118, colonne 3). Cette déclaration est la confirmation de celle antérieure, que nous relevons dans le remarquable rapport présenté par le distingué Inspecteur général de l'assainissement de la ville de Paris, le Dr A. J. MARTIN, rapport lu au comité consultatif d'hygiène publique de France dans sa séance du 19 juin 1899.

« A poids égal, déclare MIQUEL, le Formol est tout aussi efficace que « le sublimé, mais sous la réserve que la solution contienne de la **Formal-** « **déhyde pure et non mélangée à d'autres substances comme à celle que** « **livre le commerce.** »

(*Journal officiel*, du 23 juin 1899, parag. 4.196, col. 3).

Nous pouvons donc dire que la nature des solutions expérimentées jusqu'ici n'ont rien gagné en valeur bactéricide par l'addition de nombreux produits chimiques proposés pour empêcher la condensation des polymères et conclure, de même que les Drs BARDET et SCHMITT le faisaient au sujet d'un produit similaire, dont la constitution au point de vue chimique n'était pas mieux déterminée : « **Il ne fait qu'ajouter une nouvelle unité, à un total** « **déjà trop considérable de produits antiseptiques indéfinis.** »

Dans une note ultérieure nous donnerons quelques indications sur la « Triformaldéhyde », **solution dosée d'aldhéhyde formique pure,** obtenue par **dissolution particulière** du **trioxyméthylène chimiquement pur ;** dans l'eau, l'alcool ou l'éther.

Ces solutions titrées, dont le taux en trioxyméthylène peut atteindre 35 %, nous les avons pratiquées pour la première fois au laboratoire bactériologique de l'hôpital maritime de Lorient, et elles sont mentionnées dans un rapport de MM. les D^rs Du Bois Saint-Sévrin et Pélissier, médecins de première classe.

Ce rapport, adressé au Ministre de la Marine, est inséré dans les « Archives de Médecine Navale », tome LXXII, novembre 1899, page 342.

Paris, avril 1902.

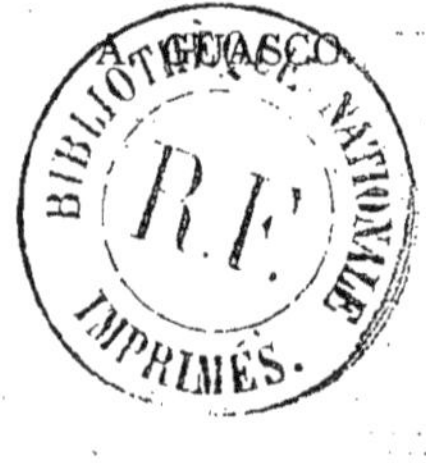

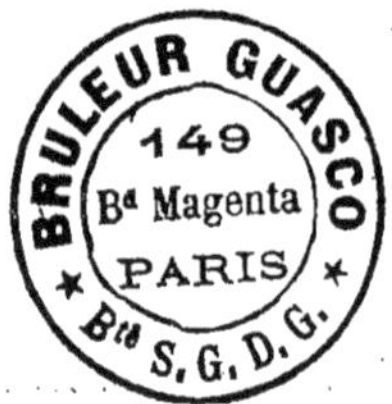

Imp. Faraut et Brunet, 8, rue de Mézières, Paris. — 3-02

www.ingramcontent.com/pod-product-compliance
Ingram Content Group UK Ltd.
Pitfield, Milton Keynes, MK11 3LW, UK
UKHW020205080726
13614UKWH00006B/2621